Le système ontarien de services psychiatriques médico-légaux
Guide d'information

Shannon Bettridge, M.A.
Howard Barbaree, Ph.D., psych. c.

camh

Un Centre collaborateur de l'Organisation panaméricaine de la Santé et de l'Organisation mondiale de la Santé

Catalogage avant publication de Bibliothèque et Archives Canada

Bettridge, Shannon
    Le système ontarien de services psychiatriques médico-légaux : guide d'information /
Shannon Bettridge, Howard Barbaree.

Publ. aussi en formats électroniques.
ISBN 978-1-77052-631-0

    1. Psychiatrie médico-légale – Ontario. I. Barbaree, Howard, 1946- II. Centre de
toxicomanie et de santé mentale III. Titre.

RA1151.B4814 2011   614'.1509713   C2011-904399-8

ISBN : 978-1-77052-631-0 (version imprimée)
ISBN : 978-1-77052-632-7 (PDF)
ISBN : 978-1-77052-633-4 (HTML)
ISBN : 978-1-77052-634-1 (epUB)

Imprimé au Canada

Il se peut que cette publication soit disponible dans des supports de substitutions. Pour
tout renseignement sur les supports de substitutions ou sur d'autres publications de
camh, ou pour passer une commande, veuillez vous adresser au Service des publications :
Sans frais : 1 800 661-1111
À Toronto : 416 595-6059
Courriel : publications@camh.ca
Cyberboutique : http://store.camh.ca
Site Web : www.camh.ca/fr

Available in English under the title
The Forensic Mental Health System in Ontario: An Information Guide

Ce guide a été édité par le Département de l'enseignement et de la formation du
Centre de toxicomanie et de santé mentale (camh).

3973l /03-2019 / PM032

Remarque : Les termes de genre masculin utilisés pour désigner des personnes englobent à la fois
les femmes et les hommes. L'usage exclusif du masculin ne vise qu'à alléger le texte.

Table des matières

Remerciements

Le Centre de toxicomanie et de santé mentale (CAMH) remercie les patients, les familles et les professionnels qui, grâce à leurs connaissances du système de services psychiatriques médico-légaux, l'ont aidé à élaborer le présent guide d'information. Nous les remercions également de leur engagement à fournir des renseignements clairs et accessibles aux personnes qui en ont besoin. Toute lacune du présent guide est la responsabilité exclusive de CAMH.

Nous tenons à souligner la contribution du Dʳ Sandy Simpson, directeur, Soins cliniques, et d'autres membres du personnel du Programme psycho-légal de CAMH, qui ont passé en revue le présent document en 2011 et y ont apporté plusieurs améliorations mineures mais importantes.

1 Introduction

Le présent guide fournit des renseignements sur le système ontarien de services psychiatriques médico-légaux. Si vous avez des problèmes de santé mentale et si vous avez eu des démêlés avec la justice ou si une personne que vous connaissez se trouve dans cette situation, il serait bon que vous lisiez ce guide.

Qu'est-ce que le système de services psychiatriques médico-légaux ?

Le **système de santé mentale** désigne le réseau de personnes et de services qui fournissent des soins aux personnes ayant des problèmes de santé mentale. Le **système de justice pénale** comprend les tribunaux, les établissements et les professionnels qui s'occupent des personnes accusées ou reconnues coupables d'un crime. Si vous avez des problèmes de santé mentale et que vous avez des démêlés avec la justice, vous pourriez vous trouver impliqué dans le système de services psychiatriques médico-légaux.

Dans le présent guide, « **médico-légal** » signifie « relatif à la santé mentale et à la loi ou aux tribunaux ». « Problèmes de santé mentale » est une expression générale qui peut signifier beaucoup de choses. Les personnes qui ont des symptômes d'une maladie mentale ont parfois de la difficulté à faire la distinction entre ce qui est réel et ce qui ne l'est pas. Certaines entendent ou voient des choses que d'autres n'entendent pas ou ne voient pas. Il arrive que leurs pensées ou leurs croyances soient illogiques ou fausses, mais elles ne peuvent y mettre fin. Les maladies mentales comprennent les maladies psychotiques telles que la schizophrénie et les troubles de l'humeur tels que le trouble bipolaire et la dépression majeure. Certaines personnes font l'objet d'un « **double diagnostic** », c'est-à-dire qu'elles ont des problèmes de santé mentale et un handicap intellectuel (également appelé « retard du développement » ou « déficience mentale »). Les personnes qui ont des problèmes de santé mentale et celles qui font l'objet d'un double diagnostic peuvent se retrouver au sein du système de services psychiatriques médico-légaux.

Les personnes qui ont des problèmes de santé mentale et qui entrent en contact avec les forces de l'ordre ont des besoins particuliers. Le système de santé mentale et le système de justice pénale ne peuvent pas toujours à eux seuls répondre à ces besoins. Le système de services psychiatriques médico-légaux est le point de rencontre du système de santé mentale et du système de justice pénale.

Les personnes qui ont des problèmes de santé mentale peuvent avoir de la difficulté à se retrouver au sein du système de services psychiatriques médico-légaux ou avoir des craintes à son égard. L'appareil judiciaire peut être intimidant. Votre liberté peut être restreinte. Il peut être difficile de comprendre pourquoi, soudainement, tant de personnes sont impliquées dans votre vie, que ce soit des policiers, des avocats, des juges, des médecins ou des membres d'une commission d'examen. Le présent guide a pour but de vous aider à comprendre ce qui se passe.

Utilisation du guide

Le système de services psychiatriques médico-légaux est très complexe. Il vous faudra peut-être lire certaines parties du guide plusieurs fois. À mesure que vous franchirez les différentes étapes du système, vous comprendrez mieux certaines parties du guide ou certaines parties prendront plus d'importance pour vous.

Le guide fournit des renseignements sur :
• la nature du système de services psychiatriques médico-légaux ;
• les intervenants du système ;
• ce qui se passe pendant que vous êtes en contact avec le système ;
• ce qui se passe après que vous quittez le système.

Dans le guide, le mot « famille » signifie les membres de la famille, la ou le partenaire, les amis et toute autre personne qui se soucie du bien-être de quelqu'un, quel que soit le lien qui les unit.

Les mots en **caractères gras** sont expliqués dans le glossaire qui se trouve à la fin du guide.

Pour plus de renseignements

Si vous avez des questions au sujet du système de services psychiatriques médico-légaux auxquelles le présent guide ne répond pas, consultez la liste des ressources qui se trouve à la fin du livret.

Le guide n'est pas un texte juridique et ne remplace pas l'expertise d'un avocat. Il a pour but de décrire le fonctionnement général du système de services psychiatriques médico-légaux en Ontario. Si vous avez besoin d'autres renseignements sur le système judiciaire, consultez un avocat.

Vous pouvez également vous adresser à un psychiatre, à un travailleur social ou à une infirmière si vous vous trouvez dans le système de services psychiatriques médico-légaux et si vous ne comprenez pas ce qui vous arrive.

Raison d'être du système de services psychiatriques médico-légaux

La société estime qu'il est injuste de punir quelqu'un ayant commis un acte criminel si cette personne a des problèmes de santé mentale :
• qui l'empêchent de comprendre ce qu'elle a fait ; ou
• qui l'empêchent de voir les conséquences éventuelles de ses actes.

Il peut être difficile de s'adapter aux règles et aux restrictions du système de services psychiatriques médico-légaux, mais il ne faut pas oublier que ce système vise principalement la réadaptation. Les mesures de réadaptation ont pour but d'améliorer votre santé mentale et de vous aider à vivre avec succès dans la collectivité.

Le rôle du système de services psychiatriques médico-légaux n'est pas de punir, mais de favoriser la réadaptation des gens et leur réinsertion sociale.

Mythes concernant les maladies mentales

L'un de ces mythes est que toutes les personnes qui ont des problèmes de santé mentale sont dangereuses ou violentes. Ce n'est pas vrai. Les maladies mentales sont semblables aux maladies physiques. N'importe qui peut en être atteint. Certaines personnes ayant des problèmes de santé mentale peuvent être violentes, tout comme peuvent l'être les personnes qui n'ont pas de tels problèmes.

Quelques personnes seulement se retrouvent au sein du système de services psychiatriques médico-légaux parce qu'elles ont commis un acte violent. Un grand nombre de personnes s'y retrouvent pour des raisons qui n'ont rien à voir avec la violence. Par exemple, elles peuvent avoir commis un méfait ou un vol ou avoir consommé de la drogue. Les personnes qui ont commis une infraction avec violence, l'ont souvent fait lorsqu'elles étaient malades. Il est possible qu'elles ne se soient pas rendu compte de ce qu'elles faisaient ou qu'elles n'aient pas compris les conséquences de leurs actes.

Les personnes aux prises avec une maladie mentale sont confrontées aux nombreuses perceptions négatives que d'autres personnes ont à leur égard. Ces perceptions, ou préjugés, entraînent une discrimination, un manque de respect et pire encore. Les personnes qui se trouvent dans le système de services psychiatriques médico-légaux estiment qu'elles font l'objet d'un double préjugé lorsqu'on les qualifie injustement de « personnes dangereuses ».

Les personnes qui travaillent au sein du système de services psychiatriques médico-légaux sont conscientes de ces préjugés. Elles se sont engagées à traiter tout le monde avec respect et dignité.

2 Intervenants du système de services psychiatriques médico-légaux

Les intervenants du système de services psychiatriques médico-légaux sont des personnes qui connaissent à la fois le système de santé mentale et le système de justice pénale.

Policiers

Les policiers veillent à la sécurité de la collectivité et à l'application des lois. Il arrive qu'une personne fasse peur à ses voisins ou à des inconnus et qu'ils téléphonent à la police. Une personne peut appeler la police lorsqu'elle croit qu'un crime a été commis. Parfois, des membres de la famille appellent la police pour venir en aide à un être cher lorsqu'ils estiment que cette personne ne reçoit pas tous les soins dont elle a besoin.

La police ne peut pas toujours faire en sorte qu'une personne recevra l'aide ou le traitement dont elle a besoin. Pour plus de renseignements, reportez-vous à la section intitulée « Comment est-on pris en charge par le système de services psychiatriques médico-légaux ? » à la page 14.

Avocat de la défense

Si vous avez été arrêté(e), vous devriez communiquer avec un avocat le plus vite possible. Cette personne devient l'avocat de la défense. Elle vous dira ce qui pourrait vous arriver après votre arrestation. Vous pourrez lui demander des conseils sur ce que vous devriez faire.

Si vous n'avez pas d'avocat et en avez besoin d'un ou si vous n'avez pas d'avocat et devez avoir recours à l'aide juridique, reportez-vous à la section intitulée « Que se passe-t-il après une arrestation ? » à la page 15 ; vous y trouverez plus de renseignements à ce sujet.

Avocat de service

L'avocat de service travaille pour un tribunal. Il vous viendra en aide si vous n'avez pas encore d'avocat. Comme il est payé par l'aide juridique, ses services sont gratuits. L'avocat de service peut vous fournir des conseils juridiques de base et vous aider lors d'une instance judiciaire. Toutefois, comme il a plusieurs clients, il ne pourra étudier votre dossier à fond. Dans bien des cas, l'avocat de service n'est pas le même d'un jour à l'autre. Il est probable que vous aurez quand même besoin d'un avocat pour vous représenter.

Avocat de la couronne

L'avocat de la Couronne représente la société et le public. On l'appelle parfois le « procureur » ou simplement la « Couronne ». Dans le système judiciaire, on présente les deux côtés d'une affaire. Votre avocat défend votre cause et l'avocat de la Couronne défend celle de la Couronne. Ce dernier doit déposer des documents prouvant le crime présumé et présenter tous les faits de façon juste.

Juge

Le juge (et parfois un jury de 12 citoyens) entend les preuves présentées par votre avocat et par l'avocat de la Couronne.

Le juge prend les décisions suivantes :

- Si vous êtes en prison, le juge détermine si vous serez mis en liberté sous caution, auquel cas vous pourrez vivre dans la collectivité jusqu'au début du procès. Cette décision peut également être prise par un juge de paix.
- Le juge peut décider si votre santé mentale doit faire l'objet d'une évaluation.
- À la suite de cette évaluation, le juge détermine si vous êtes apte à subir un procès.
- Le juge (et parfois un jury) peut rendre un verdict de non-responsabilité criminelle à votre égard en raison de vos problèmes de santé mentale.
- Si un verdict de responsabilité criminelle est rendu, le juge (et parfois un jury) peut vous déclarer coupable.
- Si vous êtes déclaré coupable, le juge détermine votre peine.

Préposés au soutien judiciaire et programmes de déjudiciarisation

Certains tribunaux ont mis sur pied un **Programme de soutien judiciaire**. Un préposé au soutien judiciaire peut vous mettre en contact avec les ressources et les services offerts dans votre région.

En outre, les préposés au soutien judiciaire participent aux programmes de **déjudiciarisation**. Ces programmes s'adressent aux personnes qui ont commis une infraction mineure. Ils font en sorte que les personnes ayant de graves problèmes de santé mentale et qui ont commis une infraction mineure ne se retrouvent pas dans le système de justice pénale. Ils mettent ces personnes en contact avec les ressources offertes par le système de santé mentale.

Vous pouvez avoir recours à ce genre de programme uniquement avant le début d'un procès. Demandez à votre avocat, à l'avocat de service, à un préposé au soutien judiciaire ou à un membre de votre réseau de soutien de vous aider à participer à un tel programme. La Couronne détermine s'il est approprié ou non que vous participiez à un programme de déjudiciarisation.

Pour participer à ce programme, il faut satisfaire aux conditions suivantes :
• l'infraction dont vous êtes accusé doit être mineure ;
• vous devez vous porter volontaire à ce programme ;
• la Couronne doit déterminer qu'il est approprié que vous participiez au programme ;
• vous devez accepter de suivre un plan de traitement adapté à vos propres besoins.

Psychiatre

Un psychiatre est un médecin spécialisé dans l'évaluation et le traitement des maladies mentales. Il peut :

• prescrire des médicaments pour traiter les symptômes d'une maladie mentale ;
• offrir des séances de thérapie et de counseling ;
• évaluer des personnes pouvant avoir des problèmes de santé mentale. L'**évaluation médico-légale** est un type d'évaluation demandée par un tribunal. Pour de plus amples renseignements à ce sujet, reportez-vous à la section intitulée « Évaluation médico-légale » à la page 17.

Personnel infirmier

Les infirmiers et infirmières s'occupent des besoins quotidiens des personnes qui requièrent une aide médicale. Ils fournissent des soins d'urgence, surveillent les patients, s'occupent de l'hygiène des malades, leur viennent en aide pour des activités quotidiennes, etc. Les infirmiers et infirmières travaillent dans les prisons et les hôpitaux et au sein d'organismes communautaires. Certains effectuent des visites à domicile. En règle générale, ils font partie d'une **équipe interdisciplinaire**. Cette équipe de professionnels évalue et soigne les personnes qui se trouvent dans le système de services psychiatriques médico-légaux.

Psychologue

Le psychologue est un spécialiste des problèmes de santé mentale. Dans bien des cas, il administre des tests qui évaluent notamment l'intelligence, la personnalité et les fonctions cérébrales. Le psychologue offre également des séances de thérapie et de counseling. Il peut faire partie de l'équipe chargée de votre évaluation et de vos soins.

Travailleur social

Le travailleur social peut vous aider à trouver un logement, à obtenir une aide financière et à accéder à d'autres ressources communautaires. De plus, il offre des séances de thérapie et peut organiser et superviser vos visites auprès de votre famille et d'autres personnes. Il fait généralement partie de l'équipe chargée de votre évaluation et de vos soins. Demandez à votre infirmière ou à votre psychiatre s'il y a un travailleur social au sein de l'équipe qui s'occupe de vous.

Ludothérapeute

Le ludothérapeute aide une personne à se livrer à des activités récréatives saines. Il l'aide à faire de l'exercice, à pratiquer des sports et à se maintenir en forme. Il aide la personne à garder l'esprit vif en jouant à des jeux et en participant à des activités sociales. Le ludothérapeute fait parfois partie de l'équipe chargée de votre évaluation et de vos soins. Demandez à votre infirmière ou à votre psychiatre s'il y a un ludothérapeute au sein de l'équipe qui s'occupe de vous.

Ergothérapeute

L'ergothérapeute peut vous offrir une aide pour diverses activités, que ce soit pour accomplir vos tâches quotidiennes ou pour acquérir des aptitudes professionnelles. Il vous aidera à prendre conscience de vos forces et à atténuer vos faiblesses. L'ergothérapeute fait parfois partie de l'équipe chargée de votre évaluation et de vos soins. Demandez à votre infirmière ou à votre psychiatre s'il y a un ergothérapeute au sein de l'équipe qui s'occupe de vous.

Intervenant en faveur des patients et conseiller en matière de droits

Des intervenants en faveur des patients travaillent dans certains hôpitaux ontariens ; ils peuvent vous aider à prendre des décisions éclairées en ce qui concerne vos droits et les soins et les traitements que vous recevez. Ils peuvent également vous aider à trouver un avocat et à présenter une demande d'aide juridique.

Le conseiller en matière de droits donne aux personnes qui reçoivent des services psychiatriques des conseils confidentiels au sujet de leurs droits.

Le Bureau de l'intervention en faveur des patients des établissements psychiatriques (BIPEP) offre ces deux types de services. Les hôpitaux ontariens n'offrent pas tous la gamme complète des services du BIPEP. Vous pouvez communiquer avec un intervenant en faveur des patients ou un conseiller en matière de droits de l'une des façons suivantes :

- En téléphonant au BIPEP, 1 800 578-2343.
- En consultant le site Web du BIPEP, www.ppao.gov.on.ca/fre.html, pour déterminer quels services sont offerts à votre hôpital.
- En vous rendant à un bureau du BIPEP. Il existe neuf bureaux de cet organisme en Ontario. Vous trouverez le bureau le plus proche de chez vous en consultant le site Web.
- Si vous n'avez pas accès à un téléphone ou si vous n'êtes pas autorisé à quitter l'unité hospitalière, demandez à un membre du personnel de communiquer avec le BIPEP en votre nom.

3 Fonctionnement du système de services psychiatriques médico-légaux

Le *Code criminel* du Canada et la *Loi sur la santé mentale*

Le *Code criminel* du Canada établit les règles régissant le système canadien de justice pénale. Le système ontarien de santé mentale doit également respecter la *Loi sur la santé mentale*.

Les personnes travaillant au sein du système de services psychiatriques médico-légaux doivent trouver un juste équilibre entre les droits et les besoins de la personne accusée (c'est-à-dire la personne accusée d'avoir commis une infraction), d'une part, et les droits et les besoins du public, d'autre part.

À chaque étape, de l'évaluation à la libération inconditionnelle, les personnes travaillant au sein du système de services psychiatriques médico-légaux doivent s'assurer que l'on vous fournit l'aide dont vous avez besoin et qu'on respecte vos droits. Vous et les personnes qui travaillent avec vous devez assumer vos responsabilités à l'égard de la sécurité du public.

Comment est-on pris en charge par le système de services psychiatriques médico-légaux ?

La police veille à la sécurité et au respect des lois. Si quelqu'un téléphone à la police à cause d'un geste que vous avez posé, l'agent doit prendre l'une des décisions suivantes :

• vous accuser d'avoir commis une infraction et vous mettre en prison ;
• vous amener à l'hôpital pour subir une évaluation ;
• vous remettre en liberté sans porter d'accusation.

Pour prendre une décision, l'agent de police vous posera des questions et interrogera les autres personnes en cause afin de déterminer ce qui s'est passé. Ensuite, il :

• déterminera s'il croit que vous avez commis un crime ;
• déterminera s'il croit que vous avez de graves problèmes de santé mentale ;
• tiendra compte de la sécurité de la collectivité.

Si l'agent de police croit que vous avez des problèmes de santé mentale, il pourrait vous emmener à l'hôpital et quand même vous accuser d'avoir commis un crime.

Certaines personnes ne veulent pas rester à l'hôpital. La *Loi sur la santé mentale* comprend des règles strictes servant à déterminer dans quelles circonstances on peut garder une personne à l'hôpital contre sa volonté. Si vous ne remplissez pas les critères de ces règles, on ne peut vous forcer à rester à l'hôpital.

Si vous ne voulez pas rester à l'hôpital et si les règles de la *Loi sur la santé* mentale ne s'appliquent pas à votre cas, l'agent de police doit décider que faire. S'il croit que vous avez commis un crime, il peut vous arrêter et vous mettre en prison ou dans un centre de détention.

Que se passe-t-il après une arrestation ?

Si vous êtes arrêté, vous devriez communiquer avec votre avocat le plus vite possible. Pour trouver un avocat :
• consultez l'annuaire téléphonique sous « avocats » ; ou
• téléphonez au service Assistance-avocats du Barreau du Haut-Canada, au 1 800 268-8326 ou au 416 947-3330 dans la Région du Grand Toronto. Le service de recommandation est gratuit. Vous trouverez de plus amples renseignments dans le site Web du service https://lsrs.lsuc.on.ca/lsrs/.

AIDE JURIDIQUE

Si vous n'avez pas d'argent pour engager un avocat, vous pouvez demander une aide juridique. Ce programme, financé par le gouvernement de l'Ontario, permet aux personnes qui n'ont pas d'argent de retenir les services d'un avocat. Selon votre situation financière, vous aurez à payer une petite partie des frais de l'aide juridique ou vous n'aurez rien à payer.

Pour obtenir une aide juridique, vous devez en faire la demande. Si vous n'êtes pas en prison ou dans un hôpital, vous devez vous rendre à une clinique d'aide juridique. Si vous êtes dans un hôpital, adressez-vous à l'intervenant en faveur des patients ou au conseiller en matière de droits. Cette personne vous aidera à demander une aide juridique. Vous devrez remplir un formulaire de demande et fournir des renseignements financiers. Si votre demande est approuvée, vous recevrez un certificat d'aide juridique. Vous pourrez alors retenir les services de l'avocat de votre choix pourvu qu'il accepte les certificats d'aide juridique.

Pour obtenir plus de renseignements sur le processus de demande d'aide juridique :
• composez le 416 598-0200 à Toronto ;

- composez le 1 800 668-8258 à l'extérieur de la région du grand Toronto ; ou
- consultez le site Web d'Aide juridique www.legalaid.on.ca/fr.

Pour de plus amples renseignements sur l'intervenant en faveur des patients, consultez la section intitulée « Intervenant en faveur des patients et conseiller en matière de droits » à la page 11.

Détention à l'hôpital

Si vous vous retrouvez à l'hôpital (parce qu'un agent de police, un membre de votre famille ou un ami vous y a amené ou que vous vous y êtes rendu vous-même), un médecin vous évaluera. Si le médecin estime que vous devez rester à l'hôpital pour subir une évaluation psychiatrique détaillée, il remplira la Formule 1, intitulée « Demande d'évaluation psychiatrique faite par un médecin ».

Pour remplir la **Formule 1**, le médecin doit respecter les conditions énoncées dans la *Loi sur la santé mentale* (Ontario). Pour plus de renseignements sur ces conditions, consultez un avocat, un intervenant en faveur des patients ou un conseiller en matière de droits.

Si le médecin remplit la Formule 1, vous pouvez être hospitalisé jusqu'à 72 heures, même si vous vous y opposez. C'est ce qu'on appelle une **admission en cure obligatoire**. Vous devez subir une autre évaluation psychiatrique au plus tard 72 heures après que le médecin a rempli la Formule 1. Le médecin doit déterminer si vous répondez toujours aux conditions exigées pour les admissions en cure obligatoire.

Si le médecin estime que vous ne répondez pas aux conditions, on ne peut pas vous garder à l'hôpital sans votre consentement. Si la police vous accuse d'avoir commis un crime, vous pourriez vous retrouver en prison ou devant un tribunal.

Si le médecin estime que vous répondez toujours aux critères régissant les admissions en cure obligatoire, il remplira la **Formule 3**, intitulée « Certificat d'admission en cure obligatoire ». Dans ce cas, on peut vous garder à l'hôpital jusqu'à deux semaines. Après cela, si le médecin estime que vous remplissez toujours les critères régissant les admissions en cure obligatoire, il remplira la **Formule 4**, intitulée « Certificat de renouvellement ». On pourra alors vous garder à l'hôpital tant que vous répondez aux critères applicables aux admissions en cure obligatoire.

Évaluation médico-légale

Si votre avocat, l'avocat de la Couronne ou le juge estime que la maladie mentale a joué un rôle dans le crime dont vous êtes accusé, cette personne demandera que vous subissiez une **évaluation médico-légale**. Cette évaluation a pour but de répondre à des questions précises, qui sont énoncées dans le *Code criminel* du Canada.

On ne peut pas vous faire subir une évaluation médico-légale uniquement parce que vous semblez malade. Il faut prouver au tribunal que vous devez subir cette évaluation.

Dans la plupart des cas, on ordonne la tenue d'une évaluation médico-légale pour déterminer si l'accusé :
• est apte à subir un procès ;
• est criminellement responsable de ses actes.

L'évaluation présentencielle (c'est-à-dire qui a lieu avant la condamnation) et l'évaluation des contrevenants dangereux et des délinquants visés par une surveillance de longue durée sont des types d'évaluation médico-légale.

Déterminer l'aptitude à subir un procès

Votre avocat, l'avocat de la Couronne ou le juge demandera que vous subissiez une évaluation médico-légale si l'un d'entre eux estime que la maladie mentale pourrait vous empêcher de participer aux procédures judiciaires. Ces procédures comprennent les audiences, les **procès** et tout autre élément du processus judiciaire. Les personnes qui peuvent participer aux procédures sont considérées comme « aptes ». Les personnes qui ne peuvent y participer sont considérées comme « inaptes ». La question de l'aptitude peut être soulevée à tout moment entre l'arrestation et la détermination de la peine.

En vertu du *Code criminel* du Canada, vous serez considéré comme inapte à subir votre procès si, en raison de problèmes de santé mentale :

vous êtes incapable de comprendre la nature, l'objet ou les conséquences de ce qui se passe devant le tribunal,

OU

vous êtes incapable de communiquer avec votre avocat et de lui donner des consignes.

Même si vous avez des problèmes de santé mentale, cela ne signifie pas nécessairement que vous êtes inapte à subir un procès. C'est le tribunal qui détermine si vous êtes apte ou inapte à subir un procès. Les psychiatres et d'autres professionnels de la santé mentale effectuent des évaluations médico-légales pour aider le tribunal à prendre cette décision.

Pour qu'il considère que vous êtes **apte à subir un procès**, le juge doit être d'avis que vous êtes en mesure de faire ce qui suit :

- décrire le rôle que jouent les personnes qui participent au procès, comme l'avocat de la Couronne, l'avocat de la défense (votre avocat) et le juge ;
- comprendre de façon générale ce qui se passe devant le tribunal (par exemple, vous devez comprendre les verdicts possibles et savoir ce qu'est un serment) ;
- donner des consignes à votre avocat et participer à votre défense.

Aptitude à subir un procès et ordonnances de traitement

Si vous êtes inapte à subir un procès, le juge peut ordonner qu'on vous administre des médicaments pour vous rendre apte à subir le procès. C'est ce qu'on appelle une **ordonnance de traitement**. Si vous êtes visé par une telle ordonnance, vous devez prendre les médicaments prescrits. Si vous refusez de le faire, les médicaments peuvent vous être administrés par injection ou par voie orale.

Si vous êtes visé par une ordonnance de traitement, vous resterez à l'hôpital. Dans certains cas, le tribunal peut accepter que vous receviez des soins dans la collectivité. En règle générale, l'ordonnance est valide pour 60 jours au plus. Si vous êtes apte à subir un procès lorsque l'ordonnance prend fin, vous retournerez devant le tribunal pour faire face aux accusations qui ont été portées contre vous. Si vous êtes toujours inapte à subir un procès lorsque l'ordonnance prend fin, votre cas sera sans doute confié à la Commission ontarienne d'examen (COE).

Déterminer la responsabilité criminelle

Votre avocat, l'avocat de la Couronne ou le juge demandera la tenue d'une évaluation médico-légale si l'un d'entre eux estime que la maladie mentale pourrait avoir influencé vos gestes au moment où vous avez commis le crime. Si, en raison d'une maladie mentale, vous ne compreniez pas ce que vous faisiez ou ne saviez pas que ce que vous faisiez n'était pas bien, un verdict de « **non-responsabilité criminelle** » pourrait être rendu à votre égard.

Avoir des problèmes de santé mentale n'entraîne pas nécessairement un verdict de non-responsabilité criminelle. Le verdict est rendu par le tribunal. Les psychiatres et d'autres professionnels de la santé mentale effectuent des évaluations médico-légales pour aider le tribunal à prendre cette décision.

En vertu du *Code criminel* du Canada, un verdict de non-responsabilité criminelle peut être rendu à la suite d'une infraction si vous étiez atteint de troubles mentaux qui vous rendaient incapable :

de juger de la nature de vos gestes

OU

de savoir que vos gestes étaient mauvais.

Si un verdict de non-responsabilité criminelle est rendu à votre égard, cela signifie que le tribunal estime que vous avez posé un geste illégal. Toutefois, en raison de votre maladie mentale, le tribunal est d'avis que vous ne devriez pas être tenu responsable en vertu de la loi. Ce type de verdict était connu sous le nom de « non coupable pour cause d'aliénation ». Au cinéma et à la télévision, on utilise les expressions « défense fondée sur l'aliénation mentale » ou « plaidoirie de l'aliénation mentale ». Au Canada, on utilise désormais l'expression « non-responsabilité criminelle ».

La non-responsabilité criminelle renvoie à votre état mental au moment de l'infraction seulement.

Déroulement de l'évaluation médico-légale

L'évaluation peut être effectuée par un psychiatre légal en prison, au palais de justice ou à l'hôpital. En règle générale, le psychiatre parlera avec vous et vous posera des questions. Il peut également interviewer des membres de votre famille et de votre réseau de soutien. Enfin, il peut vous faire passer des tests médicaux et psychologiques. Certaines évaluations (généralement celles portant sur l'aptitude à subir un procès) ont lieu au palais de justice. Il existe des tribunaux de la santé mentale, qui s'occupent uniquement des causes où la maladie mentale a joué un rôle.

À certains endroits, on offre un programme de soutien judiciaire. Si vous avez commis une infraction mineure et si vous êtes admissible au programme, vous pourrez éviter le système de justice pénale et bénéficier des services de soutien et de traitement offerts dans la collectivité.

Les évaluations effectuées au service médico-légal d'un hôpital psychiatrique portent le nom d'évaluations en milieu hospitalier. Si vous êtes en prison ou dans un centre de détention et que le tribunal ordonne ce genre d'évaluation, on vous emmènera directement du centre de détention au service médico-légal. Vous serez toujours

« sous garde », c'est-à-dire sous le contrôle du tribunal, pendant l'évaluation. Une fois l'évaluation terminée, on vous ramènera au centre de détention ou directement devant le tribunal.

Des psychiatres, du personnel infirmier, des travailleurs sociaux, des ludothérapeutes et des psychologues peuvent participer à votre évaluation.

En règle générale, à l'issue de l'évaluation, le psychiatre légiste rédige un rapport pour le tribunal. Le psychiatre ou toute autre personne ayant participé à votre évaluation peut témoigner devant le tribunal.

Le psychiatre qui effectue l'évaluation médico-légale aide le tribunal à répondre à des questions concernant votre état mental. Il ne travaille pas pour ou contre vous. Il s'efforce simplement de recueillir le plus de renseignements possible afin de pouvoir formuler une opinion informée devant le tribunal. Le psychiatre qui vous évaluera ne vous fournira pas de traitement. Toutefois, il peut prendre les mesures nécessaires pour que vous receviez un traitement. Ce que vous dites au psychiatre légiste et aux autres professionnels qui vous évaluent n'est pas confidentiel. Ces personnes peuvent transmettre au tribunal toute information que vous leur donnez.

Refus de participer à une évaluation médico-légale

Vous avez le droit de refuser de participer à une partie ou à la totalité de l'évaluation. Dans certains cas, on posera des questions à vos amis ou aux membres de votre famille à votre sujet. Ils ont le droit de refuser de répondre à ces questions. Les renseignements qu'ils fournissent peuvent être utilisés par le tribunal. Il arrive parfois que des membres de la famille décident de leur propre chef de communiquer avec les personnes qui effectuent l'évaluation. Ils agissent ainsi lorsqu'ils estiment avoir des renseignements qui aideront ces personnes à mieux comprendre votre situation.

Même si vous décidez de ne pas participer à l'évaluation, le psychiatre doit présenter un rapport au tribunal. Il doit répondre à la question que le tribunal lui a posée. Par exemple, « Cette personne est-elle apte à subir un procès ? » ou « Cette personne a-t-elle une responsabilité criminelle ? ».

Pour préparer le rapport qu'il présentera au tribunal, le psychiatre légiste utilisera tous les renseignements à sa disposition, par exemple :
• les rapports de police et d'hôpitaux ;
• les renseignements fournis par vos amis, les membres de votre famille ou des collègues de travail ;
• les observations qu'on a faites à votre sujet à l'hôpital.

Décision du tribunal

À la lumière de l'évaluation médico-légale, le juge prendra une décision. Si le tribunal estime que vous êtes apte à subir un procès, vous devrez répondre des accusations qui ont été portées contre vous.

Si le tribunal rend un verdict d'inaptitude à subir un procès ou un verdict de non-responsabilité criminelle à votre égard, il peut tenir une audience pour déterminer la décision à rendre et les mesures à prendre à votre endroit. Si le tribunal ne tient pas cette audience, vous serez placé sous l'autorité de la **Commission ontarienne d'examen** (coe), qui sera chargée de tenir une telle audience.

Si le tribunal a rendu un verdict de non-responsabilité criminelle à votre égard, l'une des trois ordonnances suivantes sera rendue à votre endroit lors de l'audience visant à déterminer la décision à rendre :
• une libération inconditionnelle ;
• une libération conditionnelle ;
• une ordonnance de détention.

(Ces termes sont expliqués au chapitre 4.)

Si le tribunal a rendu un verdict d'inaptitude à subir un procès à votre égard, une ordonnance de libération conditionnelle ou une ordonnance de détention peut être rendue à votre endroit lors de l'audience visant à déterminer la décision à rendre. Toutefois, une ordonnance de libération inconditionnelle ne peut être rendue.

Si une ordonnance de libération conditionnelle ou une ordonnance de détention est rendue à votre endroit lors de l'audience visant à déterminer la décision à rendre, la COE prendra des décisions à long terme concernant votre sécurité et les « privilèges » auxquels vous aurez droit (ces privilèges sont expliqués à la page 32). Tous les ans, la COE tiendra une audience pour déterminer la décision à rendre tant que vous serez sous son autorité. Vous trouverez d'autres renseignements à ce sujet dans le chapitre qui suit.

4 Commission ontarienne d'examen (COE)

Qu'est-ce que la Commission ontarienne d'examen (COE) ?

Si vous êtes placé sous l'autorité de la Commission ontarienne d'examen (COE) parce qu'un verdict d'inaptitude à subir un procès ou un verdict de non-responsabilité criminelle a été rendu à votre égard, vous devez respecter les ordonnances de la COE comme s'il s'agissait d'ordonnances rendues par un juge.

La COE est un comité généralement constitué :
- d'un psychiatre ;
- d'un professionnel de la santé mentale, tel qu'un psychiatre ou un psychologue ;
- d'un avocat ;
- d'un membre de la collectivité connaissant bien les problèmes de santé mentale ;
- d'un président qui est soit un avocat chevronné, soit un juge à la retraite.

Le comité est chargé de prendre des décisions à votre sujet. Ses membres revoient votre situation régulièrement et prennent diverses

décisions, notamment en ce qui concerne les points suivants :
- le niveau de sécurité dont vous devriez faire l'objet ;
- votre hospitalisation ;
- l'hôpital où vous seriez envoyé ;
- le moment où vous pourriez être réinséré dans la collectivité ;
- le type de supervision et de soutien dont vous devriez bénéficier dans la collectivité.

Vous serez considéré comme la « personne accusée ».

Quand ma première audience aura-t-elle lieu ?

Si le tribunal a tenu une audience pour déterminer la décision à rendre et n'a pas rendu d'ordonnance de libération inconditionnelle à votre endroit à ce moment, votre première **audience** devant la COE aura lieu dans un délai de 90 jours. Si le tribunal n'a pas tenu d'audience pour déterminer la décision à rendre, votre première audience devant la COE aura lieu plus tôt, soit dans un délai de 45 jours.

Après la première audience, vous serez convoqué devant la COE tous les ans. Cela se produit rarement, mais il est possible qu'une audience ait lieu plus tôt si un changement important survient dans votre situation ou votre état de santé.

Que se passe-t-il lors d'une audience de la COE ?

En règle générale, l'audience a lieu dans une salle de conférence ou une salle d'audience à l'hôpital. Dans les régions rurales, on peut être obligé de se déplacer pour assister à l'audience. Les audiences de la COE sont moins formelles que les instances judiciaires, mais il faut quand même respecter les règles établies.

Vous et votre avocat serez assis devant le comité de la COE. L'avocat de la Couronne, votre psychiatre et un représentant de l'hôpital seront présents. La plupart du temps, les audiences de la COE sont accessibles au public. Les membres de votre famille et vos amis pourront donc y assister.

Le comité entend les preuves présentées par vous, votre avocat, votre psychiatre et, parfois, d'autres personnes comme un membre de votre famille ou un autre spécialiste. L'hôpital présente à la COE un rapport faisant état de vos antécédents et des progrès que vous avez réalisés. Vous et votre avocat recevrez une copie de ce rapport.

Le tribunal a rendu un verdict de non-responsabilité criminelle à mon égard. Quelle décision la COE peut-elle prendre à mon sujet ?

Si un verdict de non-responsabilité criminelle a été rendu à votre égard, l'une ou l'autre des mesures suivantes peut être prise à l'issue de votre audience devant la COE :

1. En vertu du *Code criminel* du Canada, la COE doit vous accorder une **libération inconditionnelle** si vous ne représentez pas « un risque important pour la sécurité du public ». Une libération inconditionnelle signifie que vous n'êtes plus sous l'autorité de la COE. Vous pouvez vivre où et comme bon vous semble, dans les limites de la loi. En 1999, lors d'une cause judiciaire importante,

on a clarifié le sens de « risque important ». Cela signifie « un risque véritable qu'un préjudice physique ou psychologique soit infligé aux membres de la collectivité, risque qui est grave dans le sens où le préjudice potentiel est plus qu'ennuyeux ou insignifiant. » [Winko c. Colombie-Britannique (Forensic Psychiatric Institute)].

2. On peut vous accorder une **libération conditionnelle**. Cela signifie que vous n'êtes plus obligé de rester à l'hôpital. Toutefois, vous devrez respecter les conditions établies par la COE. Par exemple, vous devrez peut-être vous rendre à l'hôpital pour fournir un échantillon d'urine qui servira à déterminer si vous avez consommé de l'alcool ou des drogues. De plus, vous devrez continuer à vous présenter tous les ans devant la COE. Si vous ne respectez pas ces conditions, la police pourrait vous renvoyer à l'hôpital. La COE imposera ces conditions si elle estime que vous constitueriez un risque important pour le public si vous ne les respectiez pas.

3. Une **ordonnance de détention** est émise à votre égard. La COE émettra cette ordonnance si elle estime que votre libération constituerait un « risque important » pour le public. Dans ce cas, vous resterez sous l'autorité de la COE et devrez assister à une autre audience dans un an.

Le tribunal a déterminé que j'étais inapte à subir un procès. Quelle décision la COE peut-elle prendre à mon sujet ?

Si le tribunal estime que vous êtes inapte à subir un procès, l'une ou l'autre des mesures suivantes peut être prise à l'issue de votre audience devant la COE :

1. On estime que vous êtes **apte à subir un procès**. La COE peut décider que vous êtes désormais apte à vous présenter devant le tribunal pour faire face aux accusations qui ont été portées contre vous. Dans ce cas, vous ne serez plus sous l'autorité de la COE et vous serez renvoyé devant le tribunal.

2. Vous demeurez **inapte à subir un procès** et obtenez une libération conditionnelle. Cela signifie que vous n'êtes plus obligé de rester à l'hôpital. Toutefois, vous devez respecter les conditions imposées par la COE. Par exemple, vous devrez peut-être vous rendre à l'hôpital pour fournir un échantillon d'urine qui servira à déterminer si vous avez consommé de l'alcool ou des drogues. Si vous ne respectez pas ces conditions, la police pourrait vous renvoyer à l'hôpital. Si, à tout moment de l'année, votre médecin estime que vous êtes désormais apte à subir un procès, il peut demander à la COE de tenir une audience. Si la Commission juge que vous êtes apte à subir un procès, vous serez renvoyé devant le tribunal.

3. Vous demeurez inapte à subir un procès et faites l'objet d'une ordonnance de détention. Cela signifie que vous êtes toujours sous l'autorité de la COE et devrez peut-être rester à l'hôpital. Vous devrez vous présenter à nouveau devant la COE dans un an, à moins que votre médecin n'estime avant cela que vous êtes désormais apte à subir un procès.

Que se passe-t-il après l'audience ?

Après l'audience, la COE rendra une **décision** ou une ordonnance précisant ce qui suit :
• si vous devriez être réintégré dans la collectivité sous réserve de visites régulières à l'hôpital ;
• si vous devriez être hospitalisé ;

- le niveau de sécurité dont vous devriez faire l'objet ;
- les types de privilèges qui devraient vous être accordés ;
- les conditions que vous devriez respecter au cours de la prochaine année.

Voici des exemples de **conditions** qui pourraient vous être imposées :
- accepter de fournir au hasard des échantillons d'urine pour déterminer si vous avez consommé de l'alcool ou des drogues ;
- rencontrer régulièrement la personne chargée de votre cas ou votre psychiatre ;
- ne pas porter ni acheter d'armes.

De plus, vous devrez respecter les règles et les règlements de l'unité hospitalière à laquelle vous êtes rattaché.

Pendant combien de temps la COE peut-elle m'obliger à rester à l'hôpital ?

S'il a été décidé que vous étiez inapte à subir un procès ou si un verdict de non- responsabilité criminelle a été rendu à votre égard, il n'y a pas de date précise de mise en liberté comme ce serait le cas si vous aviez une peine d'emprisonnement. *Il est possible que vous restiez plus ou moins longtemps à l'hôpital que vous ne resteriez en prison si vous aviez été reconnu coupable par le tribunal.*

À quel hôpital serai-je envoyé ?

En règle générale, vous serez envoyé à un hôpital offrant des services psychiatriques médico-légaux. La COE choisira l'hôpital en fonction de l'endroit où vous habitiez avant votre arrestation et du niveau de sécurité dont vous devez faire l'objet. Elle peut également vous envoyer à un hôpital situé près d'un endroit où se trouvent des membres de votre famille, des services de soutien culturel ou des centres de traitement pouvant vous venir en aide.

HÔPITAUX ONTARIENS OFFRANT DES SERVICES PSYCHIATRIQUES MÉDICO-LÉGAUX

- Centre de toxicomanie et de santé mentale (Toronto)
- Centre de santé mentale de Penetanguishene (la seule unité à sécurité maximum en Ontario)
- Centre régional de santé de North Bay (anciennement l'Hôpital psychiatrique de North Bay)
- Providence Continuing Care Centre: Mental Health Services (anciennement l'hôpital psychiatrique de Kingston)
- Hôpital Royal Ottawa (qui comprend l'ancien hôpital psychiatrique de Brockville)
- St. Joseph's Healthcare Hamilton
- St. Joseph's Regional Mental Health Care, London (anciennement l'hôpital psychiatrique de London et l'hôpital psychiatrique de St. Thomas)
- Centre Syl Apps pour adolescents - Kinark Child and Family Services (cet établissement s'adresse aux jeunes de moins de 16 ans. Les adolescents plus âgés suivent le même processus que celui prévu pour les adultes.)
- Centre des sciences de la santé mentale Ontario Shores (anciennement le Centre de santé mentale de Whitby)

Il y a trois niveaux de sécurité dans les unités hospitalières du système de services psychiatriques médico-légaux : maximum, en milieu fermé ou générale. Dans certains cas, pour passer d'une unité à sécurité maximum à une unité à sécurité générale, il faut l'avoir mérité. Dans d'autres cas, on peut être placé dans une unité à sécurité générale dès le départ. Le niveau de sécurité dont vous devez faire l'objet dépend du risque que vous présentez pour la collectivité et de vos besoins en matière de santé.

Privilèges accordés dans la décision

La décision de la COE énumérera les **privilèges** qui vous sont accordés pour une période maximale d'un an ou jusqu'à la prochaine audience de la COE. Ces privilèges portent sur votre degré de liberté et vos responsabilités, par exemple vous promener sur les terrains de l'hôpital ou vous rendre dans la collectivité ou y vivre. Votre médecin et l'équipe interdisciplinaire détermineront les privilèges qui vous seront accordés dès le départ et ceux que vous devrez mériter, sous réserve de la décision rendue par la COE.

L'équipe peut retirer ou suspendre des privilèges si vous n'en faites pas un bon usage ou si vous ne respectez pas les règles de l'unité. Elle suspendra vos privilèges si elle craint que vous ne présentiez un danger pour vous-même ou pour autrui.

Si la décision de la COE vous autorise à être en compagnie d'une **personne approuvée**, un membre de votre famille ou un ami peut déposer une demande pour ce privilège. On vérifiera le casier judiciaire de cette personne et votre équipe lui fera passer une entrevue. La personne approuvée doit respecter les règles énoncées dans la décision. Demandez à votre équipe qui il conviendrait de choisir comme personne approuvée.

Si vous n'abusez pas de vos privilèges et si vous respectez les règles de l'unité, l'équipe demandera sans doute à la COE, lors de l'audience annuelle, de vous accorder plus de privilèges.

Se préparer à une audience de la COE

Pendant l'année, vous travaillerez avec votre psychiatre et l'équipe interdisciplinaire afin d'améliorer ou de maintenir votre santé mentale. Votre objectif est de démontrer que vous pouvez utiliser sans problèmes les privilèges les plus importants qui vous ont été accordés. Avant votre audience annuelle devant la coe, l'équipe discutera avec vous des progrès que vous aurez réalisés jusqu'alors.

Chaque année, l'hôpital enverra un rapport à la coe décrivant :
• ce qui s'est bien passé et ce qui s'est mal passé au cours de l'année ;
• les privilèges et les conditions recommandés par l'équipe pour la prochaine année ;
• vos espoirs et vos attentes pour la prochaine année, si vous les avez communiqués à l'équipe.

Un grand nombre de responsables des services psychiatriques médico-légaux utilisent des méthodes d'**évaluation des risques** pour les aider à déterminer les privilèges et autres éléments qui seront recommandés à la coe. Par « risques », on entend la probabilité que vous commettiez une autre infraction. En règle générale, les responsables des services psychiatriques médico-légaux s'intéressent au risque que vous commettiez un acte violent. La plupart des méthodes d'évaluation des risques comprennent une entrevue avec un psychologue, un psychiatre ou d'autres professionnels de la santé mentale.

Vous pouvez refuser de participer à l'entrevue. L'évaluateur pourrait également consulter votre dossier hospitalier et s'entretenir avec des membres de votre famille et de votre réseau de soutien.

Comment la COE prend-elle ses décisions ?

Les décisions sont prises à l'aide d'un vote majoritaire. La Commission se pose les quatre questions suivantes :

1. Présentez-vous un risque pour le public ?

2. Quel est votre état de santé mentale maintenant ? Quel a-t-il été au cours de la dernière année ?

3. Quel est votre niveau d'insertion sociale ? Par exemple, avez-vous noué des liens solides avec des amis ou des membres de votre famille ? Pourriez-vous occuper un emploi ou faire du bénévolat ? Avez-vous un revenu ? Pourriez-vous vivre de manière indépendante hors du milieu hospitalier ?

4. Avez-vous d'autres besoins dont on devrait tenir compte ?

À la lumière des réponses à ces questions, la COE doit prendre la décision qui sera « la moins astreignante et la moins privative de liberté ». Cela signifie que la décision de la COE doit vous accorder la plus grande liberté possible. Parallèlement, la COE doit tenir compte de votre sécurité, du traitement dont vous avez besoin et de la sécurité du public.

Interjeter appel d'une décision de la COE

Si vous estimez que la COE a pris une décision injuste, il existe un processus d'appel. Vous devez vous adresser à la Cour d'appel, qui fait partie du système de justice pénale. Vous ne pouvez pas inter-jeter appel d'une décision de la COE pour la simple raison qu'elle ne vous plaît pas. Vous devez être en mesure de démontrer que la décision est injuste ou contraire à la loi. Pour déterminer si vous pouvez interjeter appel, consultez votre avocat.

5 Accepter ou refuser un traitement au sein du système de services psychiatriques médico-légaux

Même si vous avez été hospitalisé contre votre gré, on ne peut vous obliger à accepter un traitement à moins :
- que le médecin n'ait signé un certificat indiquant que vous êtes incapable d'accepter ou de refuser le traitement ; ou
- qu'il ait été décidé que vous étiez inapte à subir un procès et que le juge ait ordonné un traitement pour vous rendre apte à subir un procès ou vous aider à rester apte à subir un procès.

Incapacité d'accepter ou de refuser un traitement

Si le médecin estime que vous êtes trop malade pour comprendre votre état de santé ou ce qui arrivera si vous acceptez ou refusez un traitement, il peut remplir une formule indiquant que vous êtes « incapable ». Le processus se déroule ainsi :
- Le médecin remplit une formule indiquant que vous êtes « incapable ».
- L'hôpital en informe le conseiller en matière de droits.

- Le conseiller en matière de droits vous rend visite et vous informe de votre droit de contester les conclusions du médecin.
- Si vous *ne contestez pas* les conclusions du médecin selon lesquelles vous êtes « incapable », un **mandataire spécial** est nommé.
- Si vous *contestez* les conclusions du médecin, la **Commission du consentement et de la capacité** tiendra une audience dans les sept jours qui suivront.

Mandataires spéciaux

En règle générale, le mandataire spécial est une personne avec laquelle vous avez un lien de parenté. Si aucun membre de votre famille ne peut ou ne veut jouer ce rôle, un membre du personnel du Bureau du Tuteur public remplira cette fonction. Le mandataire spécial prend en votre nom les décisions concernant le traitement. S'il consent au traitement recommandé par votre médecin, ce traitement vous sera administré même si vous vous y opposez.

Il incombe au psychiatre d'évaluer régulièrement votre capacité à consentir à un traitement. Lorsque vous comprendrez que vous avez des problèmes de santé mentale et que vous saurez ce qui arrivera si vous acceptez ou refusez un traitement, le mandataire spécial pourra cesser ses fonctions. Vous pourrez alors prendre vos propres décisions en ce qui concerne le traitement.

Recours à la Commission du consentement et de la capacité

Si vous contestez la décision du médecin selon laquelle vous êtes incapable de consentir à un traitement, la Commission du consentement et de la capacité tiendra une audience. La Commission est formée de un, trois ou cinq psychiatres, d'avocats et de membres du public. Ces personnes sont impartiales et suivent les règles établies dans la *Loi sur la santé mentale*, la *Loi de 1996 sur le consentement aux soins de santé*, la *Loi de 1992 sur la prise de décisions au nom d'autrui* et la *Loi de 1994 sur les soins de longue durée*.

Votre psychiatre doit prouver à la Commission que vous êtes incapable d'accepter ou de refuser un traitement. Toutes les personnes participant à l'audience peuvent être représentées par un avocat, appeler des témoins et présenter des documents.

Si la Commission du consentement et de la capacité détermine que vous êtes incapable de donner ou de refuser votre consentement à un traitement, un mandataire spécial sera nommé.

Si la Commission détermine que vous êtes capable d'accepter ou de refuser un traitement, vous serez libre d'accepter ou de refuser ce traitement. Avant de prendre une décision, faites part de vos préoccupations aux membres de l'équipe qui vous soigne et discutez avec eux des diverses possibilités de traitement.

6 Vivre dans un établissement de services psychiatriques médico-légaux

Il peut être difficile de vivre sous l'autorité de la Commission ontarienne d'examen (COE). Vous tentez de composer avec une maladie mentale. Vous subissez le stress de l'événement qui a entraîné votre prise en charge par le système. Il est possible qu'on ait restreint votre liberté. Peut-être avez-vous peur ou vous sentez-vous impuissant ou seul. Et bien sûr vous côtoyez à l'hôpital d'autres personnes qui tentent de composer avec leurs propres problèmes, qui peuvent être semblables aux vôtres.

Le meilleur moyen d'atténuer vos préoccupations est d'en parler. Vous pouvez vous adresser aux membres de l'équipe interdisciplinaire qui s'occupent de vous, comme le psychiatre, l'infirmière ou le travailleur social. Ils vous aideront à comprendre pourquoi on vous a imposé des restrictions. De plus, en collaboration avec votre équipe, vous pouvez élaborer un plan qui, avec le temps, vous permettra de jouir d'un plus grand nombre de privilèges.

Les restrictions applicables à votre comportement et à votre liberté ont pour but d'assurer votre sécurité et celle des autres patients et des membres de la collectivité, tout en améliorant votre état de santé.

À qui puis-je m'adresser si j'estime qu'on me traite de façon injuste ?

Il y a plusieurs personnes à qui vous pouvez vous adresser si vous et votre équipe ne parvenez pas à régler un problème. Vous-même, un membre de votre famille ou une personne faisant partie de votre réseau de soutien pouvez communiquer avec l'une des personnes suivantes :

• La plupart des hôpitaux comptent parmi leurs employés des personnes chargées de coordonner les relations avec les clients et les patients. Vous pouvez demander à n'importe quel membre de votre équipe comment communiquer avec ces personnes. Vous pourrez leur poser des questions, faire des suggestions ou leur faire part de vos préoccupations au sujet des soins dispensés à l'hôpital.

• Vous pouvez également demander à n'importe quel membre de votre équipe de traitement comment communiquer avec le directeur du programme médico-légal de l'hôpital où vous vous trouvez.

• Vous pouvez vous adresser au Bureau de l'intervention en faveur des patients des établissements psychiatriques (BIPEP) en composant le 1 800 578-2343 ou en consultant le site Web du BIPEP à www.ppao.gov.on.ca/fre.html. Les intervenants en faveur des patients ne sont pas des employés de l'hôpital.

• Certains hôpitaux ont un Centre de ressources aux familles ou un Conseil des familles.

Obtenir de l'aide pour régler d'autres problèmes

Un grand nombre de personnes prises en charge par le système de services psychiatriques médico-légaux font face à des problèmes autres que la maladie mentale. Dans bien des cas, tant les centres hospitaliers de psychiatrie générale que ceux de psychiatrie légale offrent des programmes visant à aider les personnes aux prises avec les problèmes suivants :

• abus d'alcool et de drogues ;
• problèmes familiaux ;
• difficultés linguistiques ;
• aptitudes sociales inadéquates ;
• problèmes sexuels ;
• problèmes financiers ;
• problèmes de santé physique.

Compte tenu du niveau de sécurité dont vous faites l'objet, vous pourrez peut-être suivre un programme dispensé dans la collectivité. Demandez à votre équipe les possibilités qui s'offrent à vous.

Services linguistiques et d'interprétation

Si le fait de lire des documents en anglais ou de parler cette langue vous rend mal à l'aise ou si vous êtes sourd, demandez l'aide d'un interprète. Ce service est gratuit. Dans les grandes villes, les tribunaux et les hôpitaux peuvent généralement fournir un interprète pour les entrevues et les réunions. Dans les régions rurales, obtenir des services d'interprétation peut prendre plus longtemps.

Les droits de la personne au sein du système de services psychiatriques médico-légaux

Il est possible que certaines de vos libertés soient restreintes pendant que vous serez pris en charge par le système de services psychiatriques médico-légaux. Toutefois, la Constitution protège tous les Canadiens contre la discrimination. En vertu de la *Charte canadienne des droits et libertés*, vous êtes protégé contre toute discrimination fondée sur :

• la race ;
• le sexe ;
• l'orientation sexuelle ;
• la capacité mentale ou physique ;
• l'âge ;
• la religion.

D'autres droits sont protégés par la *Charte canadienne des droits et libertés*, quelle que soit votre situation au sein du système de services psychiatriques médico-légaux. Pour plus de renseignements sur ces droits, adressez-vous à votre avocat.

Les droits des patients qui sont sous l'autorité de la Commission ontarienne d'examen (COE)

1. Il est possible que l'on vous impose des règles et des restrictions lorsque vous aurez été pris en charge par le système de services psychiatriques médico-légaux. Toutefois, vous avez le droit d'être traité avec respect. En retour, on s'attend à ce que vous traitiez le personnel et les autres patients avec respect.

2. Vous avez le droit de prendre des décisions concernant votre traitement à moins :
   - qu'on ait déterminé que vous êtes incapable d'accepter ou de refuser un traitement ;
   - qu'une ordonnance de traitement ait été prise à votre égard.

3. Vous avez le droit de participer à votre traitement et à votre programme de soins et de poser des questions à ce sujet même si vous êtes incapable de donner ou de refuser votre consentement à un traitement.

4. Vous avez droit à une confidentialité limitée. Cela signifie qu'en règle générale seules les personnes chargées de votre évaluation et de votre traitement auront accès aux renseignements à votre sujet. Toutefois, il y a un grand nombre d'exceptions. D'autres personnes auront accès à ces renseignements si :
   - vous consentez à ce que d'autres personnes y aient accès ;
   - l'hôpital doit communiquer des renseignements aux autorités telles que la coe, les tribunaux ou la police ;
   - le personnel chargé de votre traitement est tenu de prévenir ou de protéger d'autres personnes.

5. Vous avez le droit de refuser de participer à une évaluation médico-légale. Toutefois, n'oubliez pas que l'évaluation aura quand même lieu et qu'on se servira des renseignements disponibles.

6. Vous avez droit à un accès raisonnable à un interprète.

7. Vous avez droit à une audience devant la coe une fois par an.

8. Vous avez le droit d'assister à l'audience tenue par la coe à votre sujet à moins que vous ne constituiez un danger pour vous-même ou autrui au moment de l'audience.

9. Vous avez le droit de parler et de présenter des preuves lors de votre audience devant la COE.

10. Vous avez droit aux services d'un avocat et vous avez le droit de communiquer avec lui de façon confidentielle.

11. Dans une certaine mesure, vous avez le droit de consulter votre dossier clinique. Pour plus de renseignements sur les limites imposées à ce droit, adressez-vous à votre psychiatre ou à un autre membre de votre équipe.

12. Vous avez le droit de communiquer avec un conseiller spirituel de votre choix.

13. Vous avez droit à un milieu sécuritaire pendant votre séjour dans une unité de services psychiatriques médico-légaux de l'Ontario.

14. Vous avez droit de vote si vous êtes un citoyen canadien admissible.

15. Vous avez le droit de discuter avec un intervenant en faveur des patients, un coordonnateur des relations avec les clients et un intervenant en faveur des familles. Vous avez le droit d'être informé de vos droits.

7 Les amis, la famille et le système de services psychiatriques médico-légaux

Si un membre de votre famille ou un de vos amis a des problèmes de santé mentale, vous savez peut-être déjà à quel point cette situation est bouleversante. C'est encore plus difficile lorsque cette personne a des démêlés avec la justice. Peut-être avez-vous pris la pénible décision de téléphoner à la police parce qu'un être cher a fait quelque chose de mal ou qui vous a fait peur.

Pourquoi semble-t-il si difficile d'obtenir de l'aide ?

Dans bien des cas, les personnes qui ont des problèmes de santé mentale n'en sont pas conscientes. Peut-être avez-vous tenté en vain de convaincre un être cher de se rendre à l'hôpital ou de consulter un médecin.

Certaines personnes appellent la police dans l'espoir de venir en aide à un être cher. Si l'agent de police estime qu'un crime a été commis, il doit agir. Toutefois, cela ne signifie pas nécessairement que la personne qui a besoin d'aide sera traitée à l'hôpital.

Au Canada, les personnes qui signalent un crime possible ne portent pas d'accusation, même si elles sont les victimes. C'est à la police qu'il revient de porter des accusations. Une fois que vous avez appelé la police, vous ne pouvez pas dire que vous voulez porter ou retirer des accusations.

Les règles du *Code criminel* du Canada et de la *Loi sur la santé mentale* peuvent être parfois frustrantes. Toutefois, elles ont pour but de protéger les droits et les libertés de tous, y compris les personnes qui ont des problèmes de santé mentale. Parfois, la famille et les amis n'ont pas les mêmes attentes que la personne qui a les problèmes de santé mentale. Le système de santé mentale peut forcer l'hospitalisation d'une personne en très mauvais état, généralement lorsque cette personne présente un risque pour elle-même ou pour la sécurité publique.

Soutenir une personne prise en charge par le système de services psychiatriques médico-légaux

Lorsqu'un ami ou un être cher doit être emprisonné ou hospitalisé, il est possible que vous éprouviez des sentiments contradictoires : peur, culpabilité, colère, frustration, soulagement. Tous ces sentiments sont normaux.

Vous devez déterminer l'ampleur du soutien que vous pouvez ou que vous désirez accorder. Demandez au psychiatre ou au travailleur social des suggestions sur les mesures que vous pouvez prendre pour soutenir la personne qui vous est chère.

Prenez soin de vous. Certaines personnes estiment qu'il leur est bénéfique de parler à leur médecin de famille, à un psychologue, à un psychiatre, à un conseiller spirituel ou à un ami en qui elles ont confiance.

Certains hôpitaux offrent des services d'information et de soutien à la famille et aux amis des patients. Vous pouvez également consulter les journaux locaux, les babillards et Internet pour obtenir la liste des groupes qui œuvrent dans votre collectivité.

Rendre visite à une personne incarcérée ou hospitalisée

Il vous sera plus facile de visiter une personne qui se trouve en prison ou dans une unité médico-légale d'un hôpital si vous savez à quoi vous attendre.

Téléphonez à la prison ou à l'unité hospitalière avant de vous y rendre pour obtenir les renseignements suivants :
• les heures de visite ;
• les règles applicables aux cadeaux tels que des aliments, des cigarettes, de l'argent ou des vêtements ;
• les règles concernant la présence d'enfants ;
• toute autre chose que vous devriez savoir avant votre visite.

L'unité médico-légale d'un hôpital doit veiller à offrir un milieu sans danger pour tous. Pour assurer la sécurité des lieux, on fouillera vos bagages ou vos vêtements. De plus, vous devrez présenter une pièce d'identité avec photo avant que votre visite soit autorisée.

Il peut être bouleversant de rendre visite à un être cher dans l'unité médico-légale d'un hôpital. Il est possible que la personne ait des symptômes d'une maladie mentale ou qu'elle soit sous sédation (somnolente ou léthargique en raison des médicaments qui lui ont été administrés). Votre visite sera plus facile si vous savez à quoi vous attendre.

8 Quitter le système de services psychiatriques médico-légaux

Mettre fin à la relation avec la Commission ontarienne d'examen (COE)

Vous n'êtes plus sous l'autorité de la Commission ontarienne d'examen (COE) dans l'un ou l'autre des cas suivants :
- on vous a accordé une libération inconditionnelle ;
- on a déterminé que vous étiez apte à subir un procès et on vous a renvoyé devant le tribunal.

Il ne sera alors plus obligatoire de demeurer en contact avec les professionnels de la santé mentale. Toutefois, la plupart des gens estiment qu'il est préférable de maintenir des liens avec un hôpital ou des services communautaires de santé mentale.

Rester en contact avec les services communautaires

Un grand nombre de personnes qui ne sont plus sous l'autorité de la COE ont encore besoin d'aide. Les services de soutien offerts peuvent vous aider à ne pas être à nouveau pris en charge par le système de services psychiatriques médico-légaux.

Si vous prenez des médicaments pour traiter les symptômes d'une maladie mentale, vous devez continuer de consulter votre médecin. De plus, en restant en contact avec les services de santé mentale, il vous sera plus facile de relever les défis auxquels vous pourriez avoir à faire face dans la collectivité.

Conclusion

Les patients et les personnes qui leur sont chères peuvent avoir beaucoup de difficultés à s'orienter au sein du système de services psychiatriques médico-légaux. Nous espérons que le présent guide vous aidera à mieux comprendre ce système. La situation de chacun est différente. Parfois, les règles et les procédures qui s'appliquent diffèrent de celles décrites dans le guide. De plus, certains services hospitaliers dont on peut se prévaloir dans de grandes villes n'existent pas dans de petites localités. Si vous avez des questions auxquelles le guide ne répond pas, adressez-vous à votre avocat, à votre médecin ou à un autre professionnel du système de services psychiatriques médico-légaux. À la fin du guide, vous trouverez une liste de ressources pouvant vous fournir des renseignements supplémentaires.

Glossaire

admission en cure obligatoire : Lorsqu'on vous hospitalise, même si c'est contre votre gré.

apte à subir un procès : Capacité d'une personne de comprendre ce qui se passe devant un tribunal et les conséquences possibles de l'instance et sa capacité de communiquer avec son avocat. Une personne est déclarée inapte à subir un procès si, en raison d'une maladie mentale, elle ne peut comprendre la nature, l'objet ou les conséquences de ce qui se passe devant le tribunal ou est incapable de communiquer avec son avocat et de lui donner des consignes. Le fait d'avoir des problèmes de santé mentale ne signifie pas nécessairement qu'une personne est inapte à subir un procès.

audience : Réunion au cours de laquelle une instance judiciaire se déroule. Elle sert à prendre des décisions portant notamment sur la nécessité d'effectuer une évaluation psychiatrique, le cautionnement ou la sentence d'une personne reconnue coupable.

audience pour déterminer la décision à rendre : Audience au cours de laquelle une des trois ordonnances suivantes est rendue à l'endroit d'une personne pour qui un verdict d'inaptitude à subir un procès ou un verdict de non-responsabilité criminelle a été rendu :
• une libération inconditionnelle (seulement pour les personnes envers qui un verdict de non-responsabilité criminelle a été rendu) ;
• une libération conditionnelle ;
• une ordonnance de détention.

La première audience pour déterminer la décision à rendre peut avoir lieu devant le tribunal ou devant la Commission ontarienne d'examen (COE) si le tribunal décide de ne pas tenir cette audience. Toute autre audience de ce type aura lieu devant la COE.

Si le tribunal décide de tenir une audience pour déterminer la décision à rendre, la coe devra tenir une autre audience de ce type dans un délai de 90 jours. La seule exception vise les personnes pour qui un verdict de non-responsabilité criminelle et une ordonnance de libération inconditionnelle ont été rendus. Dans ce cas, il n'y a plus de décisions à prendre puisque la personne concernée ne se trouve plus dans le système de services psychiatriques médico-légaux.

Si le tribunal décide de ne pas tenir d'audience pour déterminer la décision à rendre, la coe doit tenir une telle audience dans les 45 jours suivant le verdict d'inaptitude à subir un procès ou le verdict de non-responsabilité criminelle.

En général, après la première audience visant à déterminer la décision à rendre, ce type d'audience a lieu tous les ans devant la Commission ontarienne d'examen tant que la personne concernée demeure sous l'autorité de la coe.

Commission du consentement et de la capacité : Comité indépendant formé par le gouvernement de l'Ontario et chargé de tenir divers types d'audiences, notamment des audiences visant à déterminer la capacité d'une personne d'accepter ou de refuser un traitement.

Commission ontarienne d'examen (coe) : Les personnes considérées comme inaptes à subir un procès ou pour lesquelles un verdict de non-responsabilité criminelle a été rendu sont sous l'autorité de la coe. En règle générale, une audience a lieu dans les 45 et 90 jours qui suivent cette constatation et, ensuite, une fois par an. Le comité de la coe détermine les privilèges qui seront accordés pour l'année, où les personnes seront envoyées et le niveau de sécurité dont elles devront faire l'objet.

conditions : Règles énoncées dans une décision et qui doivent être respectées.

décision : Décision rendue par la Commission ontarienne d'examen (COE) après une audience. Elle indique où la personne visée doit être envoyée et précise, par exemple, l'hôpital, l'établissement ou le médecin avec lequel elle doit demeurer en contact. La décision indique également le niveau de sécurité dont cette personne devra faire l'objet (maximum, en milieu fermé ou générale), ainsi que les privilèges et les conditions qui s'appliquent pour l'année qui suit.

déjudiciarisation : Programme prévoyant le retrait des accusations mineures si l'accusé s'engage à suivre un plan de traitement adapté à ses besoins. La Couronne détermine si l'accusé peut se prévaloir de ce programme. L'avocat de la défense, l'avocat de service et le préposé au soutien judiciaire peuvent fournir des renseignements sur le programme de déjudiciarisation.

double diagnostic : Diagnostic posé lorsqu'une personne a des problèmes de santé mentale et un handicap intellectuel (également appelé « retard du développement » ou « déficience mentale »).

équipe interdisciplinaire : Groupe de personnes qui effectuent votre évaluation médico-légale ou qui vous prodiguent des soins lorsque vous êtes pris en charge par le système de services psychiatriques médico-légaux. Ce groupe peut comprendre des représentants de l'une ou l'autre des professions suivantes ou de toutes ces professions : soins infirmiers, médecine, travail social, psychologie, ludothérapie et ergothérapie.

évaluation des risques : Méthode qui permet d'évaluer la probabilité de comportements problématiques futurs, généralement des actes de violence.

évaluation médico-légale : Évaluation systématique d'une question comme l'aptitude à subir un procès ou la responsabilité criminelle. Les résultats de l'évaluation sont présentés dans un rapport soumis au tribunal.

formule 1 : « Demande d'évaluation psychiatrique faite par un médecin ». Document juridique prescrit par la *Loi sur la santé mentale*. Si un médecin estime que vous avez des problèmes de santé mentale et que vous risquez de vous blesser ou de blesser quelqu'un d'autre ou que vous ne pouvez prendre soin de vous-même, il peut remplir la formule 1. (Pour plus de renseignements sur les critères applicables à la formule 1, adressez-vous à un psychiatre, à un avocat ou à un intervenant en faveur des patients.) Une fois cette formule signée, on peut vous garder à l'hôpital jusqu'à 72 heures, même si vous vous y opposez.

formule 3 : « Certificat d'admission en cure obligatoire ». Si vous êtes à l'hôpital parce que le médecin a rempli la formule 1, ce dernier doit vous évaluer à nouveau dans un délai de 72 heures. S'il estime que vous remplissez les critères applicables à une admission en cure obligatoire, il peut remplir une formule 3. Une fois cette formule signée, on peut vous garder à l'hôpital jusqu'à deux semaines.

formule 4 : « Certificat de renouvellement ». Si, à la fin du délai prévu par la formule 3, un médecin estime que vous répondez toujours aux critères applicables à une admission en cure obligatoire, il peut remplir une formule 4. Le médecin peut avoir recours à cette formule tant que vous remplissez les critères applicables à une admission en cure obligatoire dans un hôpital.

inapte : Voir Apte à subir un procès.

libération conditionnelle : Synonyme de « libération assujettie à des conditions ». La personne qui a droit à cette libération demeure sous l'autorité de la Commission ontarienne d'examen (COE), mais peut vivre dans la collectivité. Toutefois, elle doit respecter les conditions énoncées dans la décision. Voici des exemples de conditions : s'abstenir de consommer de l'alcool ou des drogues, se soumettre à des tests aléatoires de dépistage des drogues et consulter régulièrement un psychiatre ou un autre professionnel de la santé mentale.

libération inconditionnelle : Le fait pour une personne de ne plus être sous l'autorité de la Commission ontarienne d'examen (COE). Cette personne peut vivre où bon lui semble, dans les limites de la loi.

mandataire spécial : Personne nommée pour prendre des décisions concernant le traitement d'un patient jugé incapable d'accepter ou de refuser un traitement. Si aucun membre de la famille ne peut ni ne désire être mandataire spécial, une entité indépendante, le Tuteur et curateur public, jouera ce rôle.

médico-légal : Relatif à la fois à la santé mentale et à la loi ou aux tribunaux.

non-responsabilité criminelle : Voir Responsabilité criminelle.

ordonnance de détention : La personne visée par une ordonnance de détention demeure sous l'autorité de la Commission ontarienne d'examen (COE). Certaines personnes visées par ce genre d'ordonnance ont le droit de vivre dans la collectivité. Le psychiatre et l'équipe interdisciplinaire peuvent autoriser ou refuser tout privilège mentionné dans la décision.

ordonnance de traitement : Ordonnance d'une durée limitée prise par le tribunal qui permet de traiter une personne contre sa volonté. Elle vise à rendre cette personne apte à subir un procès.

personne approuvée : Personne ayant demandé à être celle qui vous accompagnera lorsque vous vous prévaudrez des privilèges qui vous ont été accordés, dont la demande a été acceptée et qui s'engage à suivre les règles et les restrictions imposées dans la décision prise à votre sujet.

privilèges : Nombre et type de libertés accordées à une personne pendant l'année où elle est sous l'autorité de la Commission ontarienne d'examen (COE). En règle générale, si l'état de santé mentale de cette personne est stable, si elle respecte les règles établies et se prévaut sans problèmes des privilèges qui lui ont été consentis, on lui en accordera davantage. Le psychiatre a le droit d'accorder, de refuser et de retirer tout privilège indiqué dans la décision de la COE. Pour prendre cette décision, il tient compte de la sécurité de la personne et du public. Les privilèges ont pour but de faciliter la réinsertion sociale.

procès : Instance officielle d'un tribunal de droit visant à juger une cause. À l'issue du procès, on rend un verdict de culpabilité, de non-culpabilité ou de non-responsabilité criminelle.

programme de soutien judiciaire : Programme existant dans certains tribunaux qui fournit des renseignements sur les services psychiatriques et les ressources communautaires.

responsabilité criminelle : Le tribunal peut déterminer que l'accusé a commis un crime, mais rendre un verdict de non-responsabilité criminelle à son égard. C'est ce qui se produit si, en raison d'une maladie mentale, un accusé n'était pas conscient de la nature de ses gestes et ne savait pas qu'ils étaient mauvais. Toutefois, le fait d'avoir des problèmes de santé mentale ne signifie pas nécessairement qu'un tel verdict sera rendu.

système de justice pénale : Système qui s'occupe des personnes accusées et reconnues coupables d'un crime.

système de santé mentale : Système qui évalue et soigne les personnes qui ont des problèmes de santé mentale.

système de services psychiatriques médico-légaux : Système qui dessert les personnes ayant des problèmes de santé mentale (y compris celles pour lesquelles on a posé un double diagnostic) et qui ont des démêlés avec la justice.

Pour plus de renseignements

RENSEIGNEMENTS GÉNÉRAUX

L'**Association canadienne pour la santé mentale** (ACSM) fournit des renseignements généraux sur la santé mentale. Visitez son site Web à www.acsm.ca ou composez le 613 745-7750.

CENTRE DE TOXICOMANIE ET DE SANTÉ MENTALE (CAMH)

Le site Web de CAMH fournit des renseignements sur les services offerts : tapez « Unités générales de soins psycholégaux » dans le champ Recherche du site Web www.camh.ca/fr.

CONSENTEMENT ET CAPACITÉ

Pour de plus amples renseignements sur la **Commission du consentement et de la capacité**, consultez son site Web à www.ccboard.on.ca.

DOUBLE DIAGNOSTIC

Nota : Le double diagnostic renvoie parfois aux personnes ayant des problèmes de santé mentale et d'alcoolisme ou de toxicomanie. Toutefois, dans le cas présent, les services offerts s'adressent uniquement aux personnes ayant des problèmes de santé mentale et un handicap intellectuel.

Programme de double diagnostic, Centre de toxicomanie et de santé mentale (CAMH) : Ce programme s'adresse aux personnes qui ont des problèmes de santé mentale et une déficience intellectuelle (également appelée « retard du développement » ou « déficience mentale »). Il offre notamment les services suivants : consultation téléphonique et évaluation, traitement et soutien de durée délimitée pour les utilisateurs, leur réseau de soutien et leurs fournisseurs de services.

Pour de plus amples renseignements sur ces services, composez le 416 535-8501, puis appuyez sur le 2.

Concerned Parents of Toronto Inc. fournit un soutien et des renseignements aux familles pour les aider à appuyer les personnes qui ont reçu un double diagnostic. Téléphone : 416 492-1468, courriel : thejohnstons@sympatico.ca.

AUTRES ORGANISMES ET SERVICES

Family Association for Mental Health Everywhere (FAME) : Si on a diagnostiqué une maladie mentale chez une personne qui vous est chère, vous pouvez communiquer avec FAME, au 416 207-5032, pour obtenir de plus amples renseignements. Site Web : www. fameforfamilies.com (en anglais).

Aide juridique Ontario fournit des services abordables d'avocats aux personnes qui ne peuvent pas payer des honoraires courants d'avocats. Pour communiquer avec l'aide juridique, composez le 1 800 668-8258 ou le 416 598-0200, à Toronto, ou consultez son site Web, www.legalaid.on.ca/fr.

La **Mood Disorders Association of Ontario** est spécialisée dans les troubles de l'humeur tels que les troubles affectifs bipolaires et les troubles dépressifs majeurs. Si on a diagnostiqué un trouble de l'humeur chez une personne qui vous est chère, vous pouvez

téléphoner à la Mood Disorders Association of Ontario, au
1 888 486-8236, ou au 416 486-8046, à Toronto, pour obtenir
de plus amples renseignements. Consultez le site Web
www.mooddisorders.ca (en anglais).

**Bureau de l'intervention en faveur des patients des établissements
psychiatriques (BIPEP) :** Le BIPEP a rédigé des livrets d'information
sur diverses questions ayant trait à la loi et aux patients des
établissements psychiatriques. Téléphonez au BIPEP, au 1 800
578-2343, ou au 416 327-7000, à Toronto, ou consultez son site
Web, www.ppao.gov.on.ca/fre.html.

La **Société ontarienne de la schizophrénie** fournit des services
familiaux d'intervention. Pour de plus amples renseignements,
composez le 1 800 449-6367 ou le 416 449-6830, à Toronto, soit
consultez son site Web, www.schizophrenia.on.ca (en anglais).

Autres titres de la série de guides d'information

La dépression

La psychose chez les femmes

La schizophrénie

La thérapie cognitivo-comportementale

La toxicomanie

Le double diagnostic

Le premier épisode psychotique

Le trouble bipolaire

Le trouble de la personnalité limite

Le trouble obsessionnel-compulsif

Les femmes, la violence et le traitement des traumatismes

Les troubles anxieux

Les troubles concomitants de toxicomanie et de santé mentale

Pour commander ces publications et d'autres publications de CAMH, veuillez vous adresser au Service des publications de CAMH :
Tél. : 1 800 661-1111
À Toronto : 416 595-6059
Courriel : publications@camh.ca
Cyberboutique : http://store.camh.ca

www.ingramcontent.com/pod-product-compliance
Lightning Source LLC
Chambersburg PA
CBHW070826210326
41520CB00011B/2135